Astrid Wahlers

Das Phänomen "Spielen" in der Gesundheits- und Kinderkrankenpflege im Blickwinkel der Salutogenese

GRIN Verlag

Bibliografische Information der Deutschen Nationalbibliothek:

Die Deutsche Bibliothek verzeichnet diese Publikation in der Deutschen Nationalbibliografie; detaillierte bibliografische Daten sind im Internet über http://dnb.d-nb.de/ abrufbar.

Impressum:

Druck und Bindung: Books on Demand GmbH, Norderstedt Germany
ISBN: 978-3-656-07256-0

Dieses Buch bei GRIN:

http://www.grin.com/de/e-book/183034/das-phaenomen-spielen-in-der-gesundheits-und-kinderkrankenpflege-im

MARTIN-LUTHER-UNIVERSITÄT HALLE-WITTENBERG
MEDIZINISCHE FAKULTÄT
INSTITUT FÜR GESUNDHEITS- UND PFLEGEWISSENSCHAFT

Bachelor-Arbeit

Studiengang Gesundheits- und Pflegewissenschaften,
Quereinsteiger 2009

Das Phänomen „Spielen" in der Gesundheits- und Kinderkrankenpflege im Blickwinkel der Salutogenese

---

vorgelegt im Mai 2011 von:

Astrid Wahlers

Ihr steifen Weisen, mir ist alles Spiel.

Friedrich Nietzsche

„Wir spielten und spielten und spielten,
so dass es das reine Wunder ist,
das wir uns nicht totgespielt haben."

Astrid Lindgren

Spielen ist die Weise, wie ein Mensch seinen
Möglichkeiten auf der Spur bleibt.

Ernst Lange

Das Gesundheitswesen in Deutschland unterliegt seit einigen Jahren einem steten Wandel hinsichtlich der Strukturierung und Finanzierung, um nachhaltig hohe Leistung bei gleichzeitiger Wirtschaftlichkeit zu gewährleisten. Dabei ist es auch ein zunehmendes Anliegen, Berufspflegende lang und gesund an ihrem Arbeitsplatz zu halten. Die Arbeit beschäftigt sich speziell mit dem Berufsbild der Gesundheits- und Kinderkrankenpflege und geht der Frage nach, ob „Spielen" im beruflichen Alltag als obligater Arbeitsinhalt dazu beitragen kann, die Arbeitszufriedenheit und das Wohlbefinden der Pflegenden zu beeinflussen. Die Ergebnisse werden mit Hilfe einer Literaturrecherche, der aktuellen Studienlage sowie einer eigenen ergänzenden Datenerhebung ermittelt. Es wird ist festgestellt, dass es keine Diskussion oder den Nachweis eines Zusammenhanges zwischen Arbeitszufriedenheit und „Spielen" im pflegerischen Alltag bei Gesundheits- und Kinderkrankenpflegenden gibt.

Schlüsselwörter: Spiel – Gesundheits- und Kinderkrankenpflege – Phänomen Salutogenese – Sozialkapital - immaterielle Ressource - Berufszufriedenheit

1.1 HINTERGRUND

Das Gesundheitswesen in Deutschland zeichnet sich durch eine hohe Leistungsfähigkeit aus; das beweist eine Studie durch den europäischen Vergleich mit 13 Ländern (vgl. Beske, Drabinski & Zöllner, 2004, S.140). Ungeachtet dessen gibt es gerade in Deutschland zahlreiche Veränderungen, auf die das Gesundheitswesen reagieren muss, um diesem Anspruch auch weiter gerecht zu werden. Dazu gehören der sichtbare demographische Wandel, eine Zunahme der chronischen Erkrankungen, bedingt u.a. durch eine höhere Lebenserwartung, sowie die Finanzierungsumstellung auf das DRG-Fallpauschalensystem (vgl. Badura, Walter & Hehlmann, 2010, S.20; Hoehl & Kullick, 2008, S.7). Es werden neue Anforderungen an Unternehmen und Arbeitnehmer gestellt, wobei sich einerseits die Zahl der benötigten Arbeitskräfte verringern wird, um weiterhin wirtschaftlich arbeiten zu können, andererseits rückt der Mensch mit seinen kognitiven Fähigkeiten in den Fokus des Interesses. Es gilt, den daraus entstehenden höheren Arbeitsbelastungen positiv entgegenzuwirken (vgl. Glaser, Herbig & Gunkel, 2006, S.11). Psychischer Stress wirkt dabei auf die Arbeitszufriedenheit und kann zu psychosomatischen Erkrankungen wie Erschöpfung oder Burn-out führen (vgl. Rais, 2000). Insbesondere im Pflegebereich wird dies deutlich und kann im Ergebnis häufiger zu einem vorzeitigen Berufsausstieg führen (vgl. Hasselhorn et. al. 2003).

Doch wohin führt dieser Weg? Die gemeinsame Kommission der Bertelsmann- und Hans-Böckler-Stiftung gibt 2004 in ihrer Erklärung einen neuen wichtigen Impuls für eine sinnvolle Zielerreichung: Sie bescheinigt Deutschland zwar eine wirtschaftliche Hochleistung mit viel Investition in Reparatur und Kompensation der gesundheitlichen Probleme, dafür aber wenig in ihre Verhütung (vgl. Bertelsmann Stiftung und Hans-Böckler Stiftung, 2004, S.20). Damit sind die sozialen Sicherungssysteme nicht dauerhaft zu bewältigen. Es gilt, verstärkt die Mensch-Mensch-Schnittstelle in Unternehmen als gesundheitsrelevantes Problem anzugehen (vgl. Badura et. al., 2008, S.2). Zur gleichen Schlussfolgerung kommen auch Hoehl und Kullick (2008), die im Zuge gesellschaftlicher Veränderungen ein sich wandelndes berufliches Selbstverständnis, Veränderungen der sozialen Rahmenbedingungen und erhöhte Prävention als dringend notwendig sehen.

Welche Auswirkungen haben die genannten Veränderungen im Bereich der Kinderkrankenpflege? Bleibt genügend Zeit für die kleinen Patienten?[1] Ist die Qualität ihrer Pflege noch ausreichend gewährleistet?

Die vorgelegte Bachelorarbeit betrachtet deshalb ein Teilgebiet des Tätigkeitsbereiches der Berufsgruppe der Gesundheits- und Kinderkrankenpflege, speziell das Spielen im pflegerischen Alltag und versucht, die aktuelle Arbeitssituation und Zufriedenheit dieser Beschäftigten aufzuzeigen und ebenso die Sichtweise der stationär zu betreuenden Kinder in Bezug auf ihre Rechte einer ganzheitlich orientierten Betreuung.

1.2 MOTIVATION ZUM THEMA

Die vorliegende Arbeit ist aus sachlichen und persönlichen Interessen heraus entstanden. Als ausgebildete Kinderkrankenschwester nimmt die Autorin erstens das eigene Berufsbild sensibler wahr und bemerkt im Berufsalltag unmittelbar die steigenden Arbeitsbelastungen. Spielen mit dem zu pflegenden Kind gilt als Teil der täglichen Pflegearbeit , doch bei der eben beschriebenen gesellschaftlichen Lage stellt sich zwangsläufig die Frage, wie „wichtig" dieser Teil sein darf. Fällt „Spielen" auch unter die Reduzierungsmaßnahmen bei zu hohem Zeitdruck?

Eine weitere Ausbildung der Autorin zur Spielzeuggestalterin lässt durch die Fokussierung auf das Spiel eine zweite Komponente erkennen, die der soziokulturellen Betreuung des zu pflegenden Kindes. Hier ist für sie ein interessantes Phänomen beobachtbar: Einerseits wird der Bereich des Spielens oft nur unzulänglich von der Berufsgruppe abgedeckt, obwohl er als Bestandteil der ganzheitlichen Pflege gilt, andererseits gibt es viele Gesundheits- und Kinderkrankenpflegerinnen[2] (im Nachfolgenden immer GKKP genannt), die zufrieden mit ihrem Beruf scheinen. Sie zeigen eine hohe Wertschätzung dem Kind gegenüber und spielen gern und bewusst mit diesem.

Zum dritten spielt, von der Autorin wahrgenommen, das Thema „Spielen" im Berufsleben aus der Sicht der Gesellschaft eine eher untergeordnete Rolle, das dem Kind und dem Freizeitbereich, aber weniger einem Berufstätigen zugestanden wird.

---

[1] In der Arbeit wird ausschließlich die männliche Patientenbezeichnung verwendet; diese stellt aber keine Diskriminierung gegenüber der weiblichen Form dar.

[2] In dieser Arbeit wird ausschließlich die weibliche Berufsbezeichnung verwendet. Die Autorin hat sie deshalb gewählt, da Frauen nach wie vor den weitaus größten Anteil in dieser Berufsgruppe stellen. Dies bedeutet aber keinerlei Diskriminierung gegenüber der männlichen Form.

Ein letzter Grund steht für das ausnahmslos positive Erleben der Autorin im Zusammenhang mit dem eigenen Spielen im pflegerischen Alltag.

Ihre durchgeführte Recherche der Fach- und Allgemeinliteratur lässt die Autorin zu der Annahme kommen, dass sich das gewählte Thema eher als ein Nischengebiet darstellt; dies ist aus ihrer Sicht und der von ihr genannten Gründe nicht gerechtfertigt und soll deshalb Beachtung finden. Aufgrund der Annahme erscheint eine eigene ergänzende Untersuchung für sie gerechtfertigt.

Diese Arbeit untersucht anhand einer Literaturanalyse sowie einer Fragebogenerhebung, wie sich das Phänomen „Spielen" erklären lässt und ob zwischen den dargestellten Beobachtungen Zusammenhänge bestehen.

2. THEORETISCHER RAHMEN

Jede Forschungsfrage ist neben ihren aktuellen Belangen in ihrem historischen und gesellschaftlichen Kontext zu sehen, um sie richtig einordnen zu können. Diese Arbeit betrachtet das Spielen im Berufspflegealltag aus zwei Richtungen: einmal aus der Sicht der GKKP in Bezug auf ihre Spieltätigkeit und Arbeitszufriedenheit, zum anderen aus der Sicht der kindlichen Patienten in Bezug auf ihre Bedürfnisse. Das Untersuchungsgebiet ist der Arbeits- und Organisationspsychologie zugeordnet. Gleichzeitig soll in der Arbeit ein Phänomen dargestellt werden, das von Immanuel Kant so umschrieben wird:

> „Erscheinungen, sofern sie als Gegenstand nach der Einheit der Kategorien gedacht werden, heißen *Phaenomena*." (Kant, 1781, S.249)

Nach Ansicht der Autorin ist ein Phänomen die Vorstellung von etwas Ungeklärtem, das sich auflöst, sobald es sich erklären lässt (vgl. auch Kant, 1993, (1781) S.299, (A 251)).

Um in der vorliegenden Arbeit von einem gemeinsamen Verständnis der Begrifflichkeiten auszugehen, werden diese nachfolgend erläutert. Besondere Sorgfalt wird auf das Verständnis und die Bedeutung des Spielens gelegt, deshalb sind diese Kapitel ausführlicher beschrieben.

2.1 DAS WESEN DES SPIELENS

Das Thema Spielen ist in der Literatur viel beachtet und erforscht worden.

> „Spielen ist eine aus der Neugierde geborene Auseinandersetzung mit der Umwelt, die selbstbestimmt, zweckfrei, freiwillig und lustbetont stattfindet." (spiel gut, 1999, S.7)

Spielen stellt für ein Kind ein Grundbedürfnis dar wie Essen und Trinken und steht damit auf der niedrigsten Stufe der Maslowschen Bedürfnispyramide (vgl. Wagner, 2008, S.547). In den ersten sechs Lebensjahren spielt ein gesundes Kind etwa 15.000 Stunden, wenn es dazu die Möglichkeit bekommt (vgl. spiel gut, 1999).

> „Das Spiel eines seelisch gesunden Kindes ist geprägt von Freude, Konzentration, Fantasie und Spontanität." (Maywald, 2010, S.140)

Das Spiel zeichnet sich „durch das Fehlen eines materiellen Ergebnisses" aus (Charteau, 1946). Der Übungseffekt gilt dabei als Nebenergebnis (vgl. Scheuerl, 1997).

Spiel ist allein oder miteinander möglich mit oder ohne Spielzeug, welches als Hilfs- oder Ersatzmittel dient. Spielzeug soll und darf uneindeutig sein, damit Raum für Phantasie bleibt (vgl. Schäfer, 1992, S.3). Johan Huizinga befasste sich 1938 mit dem Spiel als Gesellschaftskultur. Er bescheinigt dem Spiel ein Streben nach Entspannung, dem eine gewollte Anspannung vorausgeht (vgl. Huizinga, 1938).

Aus neurobiologischer Sicht werden bei dem Gelingen einer Spielaktion Endorphine ausgeschüttet, die einen Glückszustand nach sich ziehen (vgl. Hüthner & Fischer, 2010).

2.1.1 BEGRIFF DER KINDHEIT

Wenn die Historie der Kindheitsentwicklung betrachtet wird, so ist festzustellen, dass der abgrenzende Begriff „Kindheit" erst im 14. Jahrhundert, also im Spätmittelalter, geprägt wurde. In dieser Zeit wurde das besondere Wesen und Spielverhalten dieser Altersgruppe deutlicher wahrgenommen und von den Erwachsenen abgegrenzt (vgl. Aries, 1978, S. 560). Als Kindheitsbereich ist die Zeit zwischen Geburt und Pubertät definiert. Dabei wird deutlich, dass das Kind einerseits in hohem Maß auf den Schutz sowie die körperliche und seelische Wertschätzung durch Erwachsene angewiesen ist, andererseits aber selbst über Gestaltungskraft verfügt, um auf soziale Beziehungen Einfluss zu nehmen (vgl. Bründel & Hurrelmann, 1996, S.17).

2.1.2 SPIELHISTORIE

Das Spiel ist in mehrfacher Hinsicht untersucht worden, so u.a. nach der Entwicklung des Kindes. Es wurde deutlich, dass Spielformen aufeinander aufbauen und eine Form in der jeweiligen Entwicklungsstufe des Kindes besonders vorherrscht. Die Untersuchung fand auch im jeweiligen Kontext der Gesellschaft statt. So war im Calvinismus das Spielen völlig verpönt (vgl. Werner-Hervieu, 1983,

S.46), die Philanthropisten hingegen, allen voran Basedow, bezogen mit Besessenheit das Spiel in ihre pädagogische Arbeit mit ein, so dass eine „Spielinflation" (vgl. ebenda) entstand. Als Ursache für die Inflation stand die Überdehnung der Begriffsdefinition Spiel. Das Spielerische ging damit verloren und eine Spielübertreibung entstand (vgl. Werner- Hervieu, 1983, S. 113).
In der Literatur werden im Zusammenhang mit der Kindheits- und Spielforschung besonders Chateau, Piaget und Rüssel genannt. So unterteilt Piaget das Spiel in drei Phasen: sensomotorisches Spiel - Symbolspiel - Regelspiel (vgl. Polzin, 1979, S. 64). Piaget unterscheidet zwischen Praxis der Regel und dem Bewusstsein der Regel. Das heißt, das Kind lernt die Regel erst kennen und benutzt sie auch, aber sie wird ihm erst später bewusst (vgl. Polzin, 1979, S.53).
Und für James Krüss stellen sich Spiel und Phantasie als befruchtende Einheit dar. Für ihn ist die Phantasie der Motor aller Kunst und Wissenschaft. Phantasie hat ein Janusgesicht, das Hoffnung nähren aber auch zerstören kann. In negativer Ausprägung stellt sie sich beim Spiel als Machtspiel dar (vgl. Krüss, 1992).

2.1.3 SPIELFORMEN

Die Spielformen sind abhängig vom Entwicklungsstand des Kindes. Das beschreibt Havighurst 1972 an Hand der „Entwicklungsaufgaben", die von einem Kind vorrangig in bestimmten Lebensphasen erwartet werden (vgl. Merker-Melcher, 2010, S.40). Im Lehrbuch der Gesundheits- und Kinderkrankenpflege beziehen sich Hoehl und Kullick auf Piaget und Havighurst und lehren eine ähnliche Spielformeinteilung; in vier Stufen in Abhängigkeit vom Kindesalter.

Bewegungsspiel (Spiel mit dem eigenen Körper)	ab Geburt bis etwa drei Monate
Funktions- und Konstruktionsspiel /Symbolspiel	etwa ein bis drei Jahre
Rollenspiel (als- ob- Spiel)	ab etwa drei Jahren
Regelspiel	ab etwa sechs Jahren

(vgl. Hoehl & Kullick, 2008, S.548)

An dieser Stelle erfolgt von der Autorin eine deutliche Abgrenzung von Spiel und Humor.
Im Gegensatz zum angeboren Spiel kann der Mensch erst im Lauf seiner Entwicklung Humor entwickeln, frühestens mit dem Auftreten der Fähigkeit zum Symbolspiel (ca. 12. –13. Lebensmonat) (vgl. Falkenberg, 2009).

Die bundesweit einheitliche dreijährige Berufsausbildung richtet sich nach dem seit 16.07.2003 in Kraft getretenen Krankenpflegegesetz (KrPflG) und trägt die Berufsbezeichnung „Gesundheits- und Kinderkrankenpfleger/-pflegerin" (vorher Kinderkrankenpfleger/-pflegerin) (vgl. Bundesministerium für Justiz, 2003). Diese neue Berufsbezeichnung soll verdeutlichen, dass sich die Pflege zunehmenden Präventions- und psychosozialen Aufgaben stellt (vgl. Hoehl und Kullick, 2008).
Der „Berufsverband Kinderkrankenpflege Deutschland" (BeKD e.V.) vertritt dabei die Interessen der Pflegepersonen. In seinen Grundsätzen erklärt er Pflege zur Ganzheitlichkeit sowohl an gesunden als auch an akut und chronisch kranken Kindern vom Frühgeborenen bis zum Jugendlichen. Die Pflege wird an den jeweiligen physischen und psychischen Zustand des Kindes angepasst. Die WHO hat die Krankenpflege als eigenständiges Fachgebiet im Gesundheitswesen erklärt (vgl. Hoehl & Kullick, 2008, S.8). Das Haupttätigkeitsgebiet für Kinderpflegekräfte sind ambulante und stationäre Gesundheitseinrichtungen wie Kinderkliniken, Hospize oder Rehabilitationsstätten.

2.2.1 AUSBILDUNGSINHALT

Die derzeitige Ausbildung orientiert sich an dem seit 1.1.2004 neu eingeführten Lehrplan in Form von Lernfeldern. Darin wird der Themenbereich „Sich beschäftigen, spielen und lernen" gelehrt (vgl. Hoehl & Kullick, 2008, S. 247). Für den Lehrplan selbst sind die einzelnen Bundesländer zuständig, so gilt z.B. seit August 2004 in Sachsen der sächsische Erprobungslehrplan (vgl. Sächsisches Staatsministerium für Kultus, 2004).

Spielen zählt damit zum festen Bestandteil der Ausbildungs- und Berufstätigkeit der GKKS. Laut Lehrplan sind innerhalb der Gesamtzeit der Ausbildung ca. 120 Stunden dafür vorgesehen, vorrangig im 1. Ausbildungsjahr (vgl. Bundesministerium, 2003). Die Auszubildenden erwerben in der Berufsausbildung Qualifikationen in den Bereichen:

- Fachkompetenz
- Methodenkompetenz
- Sozialkompetenz
- Personale Kompetenz oder Selbstkompetenz

Die letzte Komponente sei besonders erwähnt: Hierzu zählen die Bereitschaft zur Reflexion der eigenen Person und zur Entwicklung der eigenen Persönlichkeit, die Reflexion des eigenen Handeln sowie die Übernahme eines Verantwortungsbewusstseins für das eigene Tun (vgl. Hoehl & Kullick, 2008, S.13).

2.2.2 BEDEUTUNG DES SPIELENS IM KRANKENHAUS

Wenn ein Kind krank ist und ins Krankenhaus kommt, so ändern sich seine Befindlichkeiten und natürlich auch sein Spielverhalten. Um diesen besonderen kindlichen Bedürfnissen gerecht zu werden, ist 1988 die „EACH-Charta" in den Niederlanden verabschiedet wurden. Sie beschreibt 10 Rechte eines Kindes im Zusammenhang mit einem Krankenhausaufenthalt und deren verbindliche Umsetzung in den Mitgliedstaaten. Als ein Recht gilt die kindgerechte Beschäftigung (vgl. Hoehl und Kullick, 2008, S.202). Die EACH-Charta steht im Einklang mit den vom 20. 11. 1989 vereinbarten Rechten der UN-Kinder-Konvention (vgl. Bründel & Hurrelmann, 1996; Hoehl & Kullick, 2008, S.203).

Spielen hat für das Kind im Krankenhaus große Bedeutung, es lenkt ab und bringt ein Stück Normalität in den veränderten Tagesablauf. Im Spiel, besonders im Rollenspiel, kann es seine Angst gut verarbeiten. Das Spiel bedeutet für das Kind Selbstbestätigung und Entspannung, auch wenn es in anderen Bereichen vielleicht eingeschränkt ist. Es versucht für sich eine vertraute Umgebung zu schaffen (vgl. Wagner, 2008).

Die amerikanische Spielverhaltensforscherin Virginia M. Axline formuliert:

> „Wenn einmal ein Kind nicht isst, so ist das für die Eltern (oder Schwestern) oft ein großer Anlass zur Sorge. Wenn ein Kind aber nicht richtig spielt, dann wird das häufig gar nicht bemerkt. Dabei ist Letzteres meist ein viel ernsteres Alarmzeichen." (zitiert in Wagner, 2008, S.547)

Was im Umkehrschluss bedeutet, dass das Wohlbefinden eines Kindes nicht zuletzt am Spielverhalten gemessen werden kann. Zu diesem Ergebnis kommen auch Spitz (1945) und Bowlby (1969) (vgl. Fuhrer, 2005, S.191).

Was passiert beim Spielen im Krankenhaus?

Je nach Krankheitslage und Temperament wird ein Kind versuchen, auch im Krankenhaus seinem Grundbedürfnis nach „Spielen" nachzukommen. Dafür ist sicherlich auch Improvisation nötig, wenn es z.B. bettlägerig ist oder körperlich in seinen Bewegungen eingeschränkt. Das Recht auf Selbstbestimmung und Autonomie soll hier gewahrt bleiben. Eine Anregung von Seiten der Pflegeperson ist nur dann sinnvoll, wenn das Kind aus unbekannten Gründen nicht von sich aus spielt, obwohl es der Zustand zulässt (vgl. Hoehl & Kullick, 2008). Durch einen spielerischen Umgang lernt ein Kind auch, z.B. mit seiner chronischen Erkrankung umzugehen (vgl. ebenda).

Wer spielt mit dem Kind im Krankenhaus?

Wenn ein Kind heute im Krankenhaus oder einer anderen stationären Einrichtung liegt, dann steht ihm eine ganze Reihe von Spielpartnern zur Verfügung. Die GKKP nimmt hier durch ihre berufliche Tätigkeit einen großen Stellenwert ein, da sie durch ihre kontinuierliche Anwesenheit dem Kind Vertrauen vermitteln kann und somit erste Ansprechpartnerin ist (vgl. Jung & Würdisch, 2000). Durch die Lockerung der Besuchszeit wird es den Eltern/ Geschwistern zunehmend erlaubt, viele Stunden des Tages bei dem genesenden Kind zu bleiben. Daneben bieten Klinikclowns, ErzieherInnen und auch ehrenamtliche HelferInnen eine willkommene Abwechslung (vgl. Wagner, 2008, S.551).

2.2.3 BEDEUTUNG DES SPIELENS FÜR DIE GKKP

Je umfangreicher das Wissen der GKKP über die kindliche Entwicklung ist, desto größer wird ihre Qualität im Umgang mit dem zu pflegenden Kind sein können. Fuhrer (2005) verweist dabei auf 5 Grundbedürfnisse von Kindern:

1. Bedürfnis nach Geborgenheit
2. Bedürfnis nach Unversehrtheit, Sicherheit und Regulation
3. Das Bedürfnis nach individuell zugeschnittenen Erfahrungen
4. Das Bedürfnis nach entwicklungsgerechten Erfahrungen
5. Das Bedürfnis nach Strukturen und Grenzen

Die GKKP bekommt durch das Spiel eine wichtige Rückkopplung auf das Wohlbefinden des Kindes. Außerdem wird der psychosoziale Entwicklungsstand des Kindes sichtbar, d.h. kann es schon das, was typisch für sein Alter ist? (vgl. Hoehl & Kullick, 2008, S.547) Eine Unsicherheit besteht laut Hoehl und Kullick (2008) nicht selten für die GKKP über die zeitliche Ausdehnung und den Stellenwert des Spielens auf der Station. So stehen Fragen im Raum: Darf ich denn schon mit dem Kind spielen, wenn die Betten noch nicht gemacht sind? (vgl. Hoehl & Kullick, 2008, S.547)

Andererseits gibt auch das Kind durch sein Spielen der Pflegeperson eine Reflexion über ihr eigenes Tun. Wenn ein Kind im Rollenspiel zu seinem Teddy

oder seiner Puppe sagt: „Nein, wir können jetzt nicht zusammen spielen, ich habe keine Zeit!", so ist erhöhte Aufmerksamkeit bei der Pflegeperson geboten. So nimmt mich das Kind wahr! Aussagen wie: „Ich bin wütend, weil du nicht kommst und mit mir spielst." werden im Alter von 2 ½ - 3 Jahren durch die Entwicklung des emotionalen Denkens möglich (vgl. Fuhrer, 2005, S.204). Nach Meinung der Autorin haben Kinder feine Antennen, noch dazu, wenn sie krank sind.
Zu einer wichtigen Erkenntnis kommt Wagner (2008). Für das kranke Kind soll der Schwierigkeitsgrad des Spiels eher eine Stufe niedriger als sonst typisch gewählt werden; dadurch ist ein Erfolg eher garantiert (vgl. Wagner, 2008, S. 551). Genesende Schulkinder, die längst selbst lesen können, wünschen sich mitunter die Geborgenheit, vorgelesen zu bekommen. Auch ein schwerstkrankes Kind kann mit einem Bewegungsspiel glücklich sein. Improvisation ist dann gefragt, wenn kein Spielzeug vorhanden ist. Ein gewisses Repertoire ist für die Pflegeperson unabdingbar (vgl. Wagner, 2008, S.555). Nach Meinung der Autorin zeigt sich hier besonders die Kreativität der Pflegeperson, aus ihrem Repertoire zu schöpfen.

2.2.4 ARBEITSZUFRIEDENHEIT

Es gehört unbestritten sicher zum Wunsch jeder GKKP, in ihrem Beruf zufrieden zu sein. Eine freut sich dabei über ein fröhliches Kinderlachen, eine zweite über die nette Kollegin im Team.

> „Arbeitszufriedenheit wird gewöhnlich als Einstellung definiert und umfasst dann die emotionale Reaktion auf die Arbeit, die Meinung über die Arbeit und die Bereitschaft, sich in der Arbeit in bestimmter Weise zu verhalten." (Nerdinger, Blickle & Schaper, 2008, S.427)

Dabei gilt Arbeitszufriedenheit als Ergebnis der Motivation. Sie ist ein intensiv untersuchtes Konzept und kann mittels Fragebogen, z.B. dem Arbeits-Beschreibungs-Bogen, kurz ABB, erhoben werden (vgl. Nerdinger et. al., 2008, S.428). Besonders hervorzuheben sind die Erkenntnisse von Herzberg et. al. (1959), die in ihrer Pittsburgh-Studie nachweisen, dass die Arbeitszufriedenheit durch intrinsische Aspekte innerhalb des eigenen Tätigkeitsbereiches zustande kommt. Die Kontext- oder Umgebungsfaktoren hingegen führen bei Erfüllung lediglich zu Nicht-Unzufriedenheit (vgl. Nerdinger et. al., 2008, S. 430). Nachfolgend stellen Hackmann und Oldham (1980) ihr Job Characteristic Model, kurz JCM, vor und zeigen, dass hohe intrinsische Arbeitsmotivation zu verminderter Abwesenheit und Fluktuation im Beruf führt (vgl. ebenda).

Im Gesundheitswesen stellen sowohl die Arbeitszufriedenheit der Pflegepersonen als auch die Patientenzufriedenheit ein Merkmal der Qualitätssicherung dar. Eine Einteilung erfolgt in den Kategorien Struktur-, Prozess- und Ergebnisqualität. Die Zufriedenheit ist darin ein Ergebnis (vgl. Ewald et. al., 2005; Hoehl & Kullick, 2008, S.32).

Kritisch ist hier zu bemerken, dass gerade in strengen Hierarchiestrukturen, wie sie oft in Krankenhäusern zu finden sind, das Spiel als Machtspiel zwischen den Berufsgruppen auch eine negative Seite zeigen kann (vgl. Dreißig, 2008, S. 373; Tewes, 2011, S. 41).

2.3 SALUTOGENESE

Die Grundidee des Begriffes der Salutogenese entstand bei dem amerikanisch-israelischen Medizinsoziologen Aaron Antonovsky bereits 1970, bevor er sein salutogenetisches Modell *Health, Stress and Coping* 1979 veröffentlichte (vgl. Antonovsky, 1997, S.15). Ihn interessierten weniger die Ursachen von Krankheiten, sondern eher wie sich Gesundheit beim Menschen entwickelt (vgl. Antonovsky, 1997, S. 16). Er stellte sich die Frage:

„Wie können wir eher Gesundheit als Krankheit erklären?" (Antonovsky, 1997, S.22)

Gesundheit bedeutet für ihn nicht mehr Zustand, sondern ein Prozess im Gesundheits-Krankheits-Kontinuum (vgl. Antonovsky, 1997, S.29). Im Zentrum seines Interesses steht die sozialpsychologische Konzeption, das heißt die Sinnhaftigkeit des eigenen Tuns und die sozialen Bindungen (vgl. Badura et. al, 2010). Ein weiterer Forscher in diesem Zusammenhang ist Frankl. Er beschreibt, dass der Mensch durch sinnhafte Tätigkeit einen Grund zum Glücklich sein anstrebt (vgl. Badura et. al., 2010, S.45). Auch Krause und Lorenz (vgl. 2009, S.80) stellen fest, dass der Mensch ein soziales Wesen ist, das auf Kooperation angewiesen ist. Die Anerkennung durch andere stellt ein Ziel dar und gibt ihm Motivation zum Handeln (vgl. ebenda).

Als beeinflussender Faktor wird dabei das Wohlbefinden gesehen, ein Zustand des Urvertrauens, das das spätere Denken, Fühlen und Handeln prägt. Wohlbefinden fördert die Kreativität und Leistungsfähigkeit und legt eine gute Grundlage für das Aufrechterhalten der Kohärenz (vgl. Hüther & Fischer, 2010, S. 23).

Das Kohärenzempfinden ist nach neuen Erkenntnissen gestaltbar (vgl. Hüther & Fischer, 2010) und steht in engem Zusammenhang zur Grundeinstellung einer Person wie Hoffnung und Zuversicht (vgl. Hoehl & Kullick, 2008, S.15).

Der Umgang mit Stressfaktoren hat erwiesenermaßen ebenso Einfluss auf die Gesundheit. Je ausgeprägter die Widerstandsressourcen eines Menschen sind, desto positiver wird er mit körperlichen und seelischen Belastungen zurechtkommen (vgl. ebenda). Bereits im 19.Jahrhundert beschäftigt sich Emile Durkheim mit dem zwischenmenschlichen Prozess für Wohlbefinden und Gesundheit. Das Streben nach Anerkennung und Zuwendung gilt als zentraler Motivator menschlichen Verhaltens. Ziel ist dabei der Zustand Glück (vgl. Badura, 2008, S.13).

2.3.1 SOZIALKAPITAL

Seit einigen Jahren findet in Deutschland ein Umdenkprozess innerhalb des Gesundheitswesens in Richtung der Salutogenese statt. Die soziologische Gesundheitsforschung hat erkannt, dass gesundheitliche Potentiale in der Person, in der Arbeitsorganisation und in den Arbeitsbedingungen stecken, deshalb wird verstärkt in das betriebliche Human- und Sozialkapital investiert. Dieses zählt zu den immateriellen Faktoren in einem Unternehmen (vgl. Badura, 2010; Fitzgerald, 2010; Glaser et. al., 2006; O'Toole & Lawler, 2006). Putnam definiert Sozialkapital als:

> „Verbindungen zwischen Individuen – soziale Netzwerke und die in ihnen geltenden Normen der Gegenseitigkeit und der Vertrauenswürdigkeit." (Putnam, 2000, S. 19)

Was bedeutet dies speziell für die GKKP und ihr Berufsfeld? Nach Auffassung der Autorin ist es wichtig, den Aufgabenbereich einer GKKP so zu gestalten, dass ihre Tätigkeiten anspruchsvoll sind, dabei weder unter- noch überfordern und der GKKP einen Gestaltungsraum für eigene Entscheidungen einräumen. So kann das individuelle Potential, eine immaterielle Ressource, gefördert werden. In Bezug auf „Spielen" im pflegerischen Alltag heißt das, „Spielen" stellt einen Teil der Arbeitsaufgabe, des Arbeitsinhaltes der GKKP dar. Als Arbeitsbedingung gilt z.B. die Wertschätzung der Station oder des Krankenhauses gegenüber dem „Spielen". Auch die Wertschätzung untereinander im Team stellt eine immaterielle Ressource dar, die die Gesundheit und Zufriedenheit der GKKP stärkt, so die Annahme der Autorin.

Zweifelsohne hat heute die GKKP erhöhte Arbeitsanforderungen zu meistern. Die Frage ist dabei, wie sie damit umgeht. Richard Lazarus hat 1974 sein Transaktionelles Stressmodell entwickelt und festgestellt, dass die subjektive Bewertung durch den Betroffenen für ihn Stress auslöst oder nicht. Der Mensch hat dabei die Möglichkeit, den Stress mit Hilfe von Bewältigungsstrategien (Coping) zu verarbeiten (vgl. Lazarus, 2005). Mamerow (2002) zitiert den griechischen Philosophen *Epiktet, der* eine Strategie aufzeigt:

> „Nicht die Dinge selbst sind es, die uns beunruhigen, sondern die Meinung, die wir von ihnen haben. Der Stress macht das mit mir, was ich aus ihm mache."

Hinsichtlich des Spielens sei hier von der Autorin auf eine Sichtweise hingewiesen, „Spielen" als erlaubt und notwendig zu betrachten und selbstbestimmt in den Pflegealltag einzubringen. Auch Büssing & Glaser (1991) sowie Rau (2004) stellen fest, dass Spielräume innerhalb der Arbeit günstige Bedingungen für die Gesundheits- und Persönlichkeitsförderung der Mitarbeiter/innen sind (vgl. Glaser et. al., 2006, S.34). Spielen entspannt und fördert die Kreativität, auch beim Erwachsenen. Kreativität fördert die Fähigkeit, mit Belastungen besser umzugehen.

3. FORSCHUNGSFRAGE UND HYPOTHESE

Die eingangs beschriebene Einnahme einer anderen Blickrichtung im Gesundheitswesen erlaubt den Weg hin zur Prävention.

Dabei geht es erfreulicherweise um die Vorsorge für alle Menschen, auch für die Berufspflegenden. Was hält sie in ihrem Beruf gesund? Wie arbeitet eine zufriedene GKKP? Auf welche Ressourcen greift sie zurück?

Was können wir von den Menschen übernehmen, die Geniales für die Menschheit vollbracht haben? So zeichnete sich z.B. Einstein durch lebenslange Neugier und absolute Eigenständigkeit im Denken aus (vgl. Neffe, 2006, S.32). Gleich einem Kind probierte er immer und immer wieder, bis er zu einer Lösung kam.

In der Gesellschaft herrscht auch heute noch die Vorstellung, Spiel ist etwas für Kinder, Arbeit für Erwachsene. Sätze wie: „Dafür bist du nun aber wirklich zu alt, um damit zu spielen!" oder „Du hast es gut, du darfst spielen, Mutti muss zur Arbeit!", sprechen eine deutliche Sprache.

Einige Wirtschaftsunternehmen dagegen haben für ihre Managementetagen das Spielen wiederbelebt, um deren Kreativität anzuregen und neue innovative Ideen zu implementieren (vgl. Miller, 2010).
Seit 2004 hat die Berufsgruppe der Krankenpflege ein eigenständiges Berufsgesetz (KrPflG) und kann dadurch auch unabhängiger agieren (vgl. Bundesministerium der Justiz, 2003). Jede Pflegeperson darf sich die Fragen stellen, was ihr im Beruf gut tut, Spaß macht und warum.
Weiter darf sie sich fragen, ob es Arbeitsinhalt oder Arbeitsbedingung ist, die ihre Zufriedenheit im Beruf auslöst. Nach ausführlichem Einarbeiten und Abgrenzen des Themas interessiert die Autorin, ob es zwischen der Arbeitszufriedenheit und der spielerischen Intensität der GKKS einen Zusammenhang gibt.
In Übereinstimmung mit der Aussage der Pittsburgh-Studie von Herzberg (1959) kommt sie zu der Schlussfolgerung, dass eine GKKP mit ihrer Arbeit zufrieden ist, weil sie sich mit dem eigenen Arbeitsinhalt identifiziert. Erst in zweiter Linie spielen die Umgebungsbedingungen wie das Betriebsklima oder das Gehalt eine Rolle. Sonst würden bei gleichen äußeren Bedingungen alle GKKPs gleich zufrieden mit ihrer Arbeit sein. Daraus ihre Schlussfolgerung und Vermutung: Eine GKKP spielt innerhalb ihrer Arbeit aus intrinsischer Motivation heraus mit dem Kind, was ihre Zufriedenheit fördert – sie spielt eher weniger mit ihm, weil sie zufrieden ist mit den Umgebungsbedingungen in Bezug auf ihren Arbeitsalltag.

Eine weitere Frage interessiert: Wie kann die Qualität des Spielens gemessen werden? Gibt es dafür überhaupt ein sinnvolles Maß? Ziel einer ganzheitlichen Pflege bedeutet, den kindlichen Patienten mit seinen sowohl medizinischen als auch individuellen Bedürfnissen wahrzunehmen, wobei gute eigene Selbstpflege die Wahrnehmung fördert (vgl. Juchli, 1993, S.71). Als Qualitätsindikator zählt hierbei die Patientenzufriedenheit (vgl. Ewald et. al., 2005). An dieser Stelle interessiert die Autorin die Frage: Können Kind und GKKP gleiche Prioritäten hinsichtlich des Spielens setzen trotz unterschiedlicher Entwicklungsstufen?

Um das Phänomen „Spielen" hinsichtlich der aufgezeigten Fragen ausreichend zu erfassen, stellt die Autorin deshalb die **Forschungsfrage**:

Wie wird in der Wissenschaft das Thema Arbeitszufriedenheit der GKKP und ihr „Spielen" im pflegerischen Alltag diskutiert?

Ausgehend von den bisher dargelegten Erkenntnissen und Vermutungen wird die **Hypothese** aufgestellt:

Spielen im pflegerischen Alltag stellt eine personale Ressource dar, die zur Erhöhung der Pflegequalität unter ganzheitlichem Aspekt beitragen kann und Einfluss auf die Arbeitszufriedenheit nimmt.

4. LITERATURRECHERCHE

Die Literatursuche wurde gerade am Beginn breit aufgefächert. Die gesammelten Informationen stammen aus Büchern, wissenschaftlichen Artikeln, Dissertationen, Studien und sogenannter „grauer Literatur". Als nützlich erwies sich auch das Schneeballsuchsystem, d.h. aus einem Literaturverzeichnis von Studien oder Artikeln ergaben sich weitere Suchmöglichkeiten.
Um gezielt Studien zur Fragestellung bzw. Hypothese zu finden, wurde es erforderlich, in ausgesuchten Datenbanken zu suchen. Pubmed, Dimdi, Medline sowie Springerlink und Ausgaben der Fachzeitschrift Pediatrics sind hierbei hervorzuheben.
Die großen Suchmaschinen des www. wurden ebenso zur Suche herangezogen. Es wurde festgestellt, dass nicht alle in Frage kommenden Studien oder Artikel frei zur Verfügung stehen. Die Suche erfolgte in den Sprachen Deutsch und Englisch, wobei die Bool´schen Operatoren *AND* und *OR* angewendet sowie die Suchbegriffe variabel eingesetzt wurden, um vielfältige Kombinationsmöglichkeiten zu erhalten. Einige relevante Ergebnisse sind in Tabelle 1 dargestellt.

TABELLE 1: SUCHANFRAGE BEI RECHERCHE

Datenbank	Suchbegriffe deutsch/englisch	Trefferquote	Filter	relevantes Ergebnis
Springer-link :	*Patientenzufriedenheit* AND *Kind* *Rolle* AND Kinderkranken-schwester	*149* *28*	*Medicine,* *Medicine, Pediatrics*	*Ewald et. al. (2005), Studie Krankenhaus-aufenthalt...* *Jung & Würdisch (2000)*
Literatur	*Kromm & Frank(2009)* *Glaser, Herbig & Gunkel(2006)*			SHAPE Studie Studie von Wright, T. & Walton, A. (2003)

Die Autorin erhob die Datenlage zum aktuellen wissenschaftlichen Stand auf verschiedenen Wegen; Literaturrecherche, Recherche der aktuellen Studienlage sowie eine eigene ergänzende Datenerhebung.

5.1 RECHERCHE FACH- UND ALLGEMEINLITERATUR

- zu Kind und Spiel -

Aktuell sehen Kindheitsforscher die Phase „Kindheit" wieder analog zum Mittelalter gefährdet. Diese Annahme wird begründet mit der Zunahme der Alltagsbelastungen für Kinder, welche die Gesellschaft fördert. Kinder werden, insbesondere im Medienbereich, als gleichrangige Zielgruppe angesehen, so dass ihr Schutz verlorengeht. Schutz ist auch dort nicht gegeben, wenn Kinder großem emotionalen Stress ausgesetzt sind (vgl. Bründel & Hurrelmann, 1996, S. 35). Andere Forscher wie Zeiher (1993) oder Honig (1996, 1999) weisen auf die Abnahme der räumlich-körperlichen Entfaltung der Kinder durch „Verinselung" (vgl. ebenda). Auch Fuhrer (2005) kommt zu diesem Schluss der Ambivalenz der postmodernen Lebenssituation: Einerseits große Individualitätsmöglichkeiten zur freien Entfaltung des Kindes, andererseits fehlt es an emotionaler Unterstützung und Reglementierung, um die kindlichen Sinne nicht überzustrapazieren (vgl. Fuhrer, 2005, S.106).

Zahlreiche Studien der 80er und 90er Jahre, z.B. Wilk und Bacher (1994), Lang (1985) und Schmidtchen (1989) belegen, dass das Wohlbefinden von Kindern erstens messbar ist und zweitens in erster Linie von familiären Faktoren wie Wertschätzung, Schutz, Spiel und Zeit abhängig ist (vgl. Bründel & Hurrelmann, 1996, S. 42).

Letztgenannte betonen, dass vorliegende Erhebungsmessinstrumente zur Einschätzung des subjektiven Wohlbefindens bei 12-17jährigen Kindern und Jugendlichen als sehr valide und zuverlässig gelten (an der Universität Bielefeld entwickelt) und die methodische Vorgehensweise auf jüngere Altersgruppen ausgeweitet wird (vgl. Bründel & Hurrelmann, 1996, S. 45).

Etchart, Seabrook und Dros (2005) beschreiben in ihrer Spielzeugforschung, dass die Balance zwischen Mangel und Maßlosigkeit das Spielen als solches erst auslöst. Das Spielmaterial ist dabei nebensächlich; Kinder suchen sich ihre Spielsachen selbst, um ihr Leben zu bereichern und zu erweitern (vgl. S. 36). Viel wichtiger ist es, ihnen den Raum und die Zeit für Phantasie zu gewähren. In den hochentwickelten Gesellschaften suggerieren diese den angeblichen Bedarf an

Spielzeugen; wobei hier die Gefahr deutlich wird, dass Spielzeug als Ersatz für Zuwendung missbraucht wird. Der Kindergipfel der Vereinten Nationen von 1990 macht einerseits auf die Mangelbereiche der Kinder aufmerksam und setzt sich für Kinderrechte ein, andererseits fehlt eine Darstellung des Risikos durch übermäßigen Konsum (vgl. S. 35).
Zu diesem Ergebnis kommt auch Schäfer (1992). Ziel ist auch für ihn ein „maßvoller Reichtum".

Für den pädiatrischen Onkologiebereich gibt es für die psychosoziale Betreuung eine **S3 Leitlinie**. Darin werden im Sinne der ganzheitlichen Behandlung die Notwendigkeit und Sinnhaftigkeit von psychosozialer Betreuung und von Spielen (auch Spielzimmer und Ausstattung) dargelegt. Es werden klar definierte Aufgabenzuordnungen für ein multidisziplinäres Team gefordert, die Qualitätssicherung wird über spezielle Berufsgruppen wie Sozialpädagogen, Psychologen abgedeckt. Dabei kann sich die Leitlinie auf keine evidenzbasierte Empfehlung stützen, da diese nicht existieren. Die S3 wurde 2008 überarbeitet, eine Neuüberprüfung ist für 2012 geplant (vgl. AWMF).
Kritik: Die Berufsgruppe der GKKP zählt in der Zuständigkeit nicht zu denen, die eine Qualitätssicherung garantieren können. Es gibt eine schwammige Zuordnung zum Aufgabeninhalt der Pflegekraft. Wie viel darf sie, wie viel psychosoziale Betreuung soll sie leisten?

- zur GKKP -

Zum Lehrplan der GKKP: davon werden laut telefonischer Aussage (vom 19. Januar 2011 mit Frau Rudolph = zuständige Koordinatorin für die Ausbildung der GKKP an der Universität Leipzig) in der Regel ca. 10h der Ausbildungszeit für das Thema Spiel verwendet. Der jeweilige Fachlehrer trägt dabei die Eigenverantwortung für Stoffumfang und –inhalt.

Martinz (2006) kommt im Rückblick ihrer langjährigen Tätigkeit als Erzieherin auf einer österreichischen Kinderonkologiestation zu dem Ergebnis, dass sie ihre Arbeitszufriedenheit aus dem Umgang mit den Kindern zieht. Sie nutzt die positiven Bewältigungsstrategien der Kinder, um selbst dazu zu lernen und die neuen Erkenntnisse wieder für die Kinder einzusetzen. Diese Interaktion mit dem Kind sieht sie als den Prozess des persönlichen Wachstums und lässt sie zufrieden sein mit ihrer Arbeit.
Flieder (2002) kommt in ihrer Dissertation zu dem Schluss, dass es ähnlich dem Gesundheits-Krankheits-Kontinuum ein *Verbleiben-Verlassen-Kontinuum* im Pflegeberuf gibt. Als Ursache hierfür gelten eine patientenorientierte oder patientenignorierende „Funktionspflege" (vgl. S. 66). Für die Beständigkeit im

Beruf sieht sie die Komponenten *Durchhaltevermögen, Orientierung bieten und erhalten* sowie *Vertrauen in eigenes Handeln* als notwendig an (vgl. S. 91).

Mamerow (2002) beschäftigt sich in ihrer Arbeit vorrangig mit der Selbstpflege von Pflegenden und stellt fest, dass empfangene Wertschätzung von Patienten zur eigenen Zufriedenheit und Wohlfühlen beiträgt (vgl. S. 41). Für sie ist ein positives Selbstwertgefühl wichtig, das ganz unabhängig von Leistungen wirkt (vgl. S. 70). Kluge dagegen formuliert die Wertschätzung von der anderen Seite: „Zeige dem Kind deine Wertschätzung und es findet Zugang zu dir." (Kluge, 2009, S.39)

Oppolzer (2010) beschäftigt sich u.a. mit der Wirkungsweise psychischer Belastungen und Beanspruchungen und stellt fest, dass es positive und negative Beanspruchungen gibt. Positive fördern das Wohlbefinden und die Gesundheit und sind für die Prävention von unbedingtem Interesse. Ob ein Mensch eine Beanspruchung aber als positiv oder negativ erlebt, hängt von seinen persönlichen Voraussetzungen wie Konstitution, Disposition, Kondition und Qualifikation ab. Für die Erfassung psychischer Belastung und Beanspruchung gilt die Norm DIN EN ISO 10075 - 1:20.000 (vgl. S. 14). Oppolzer stellt auch fest, dass ein Mensch sich am wohlsten fühlt, wenn er weder über- noch unterfordert ist hinsichtlich des quantitativen und qualitativen Arbeitsinhaltes. Wichtig sind auch ein angemessener Handlungs- und Entscheidungsspielraum und die Möglichkeit zur Entwicklung einer Person (vgl. S. 18). Er sieht den Schwerpunkt der Prävention sowohl auf der Gestaltung der Arbeitsbedingungen als auch auf der Aufmerksamkeit subjektiver Einflussfaktoren einer Person. Dazu gehört die Qualifikation als persönliche Ressource (vgl. S. 21).

Bei Juchli (1993) kann sich eine Persönlichkeitsentwicklung, speziell bei Pflegenden, nur dann vollziehen, wenn diese neue Informationen mit sich selbst in Beziehung setzen (vgl. S. 62).

Haiat et al. (2003)beschreiben, dass beim Spiel der GKKP mit dem hospitalisierten Kind ein sicheres Fundament in der Beziehung zwischen diesen entsteht und die Soft Skills einer GKKP fördert.

Glaser et. al. (2006) beschäftigen sich mit Kreativität und Gesundheit am Arbeitsplatz; diese Komponenten gehören zu den immateriellen Ressourcen in einem Unternehmen. Sie stellen fest, dass es bisher kaum Studien gibt, die sich mit dem Zusammenhang beider Komponenten im Arbeitskontext befassen (vgl. S.12).

Der wissenschaftliche Artikel über „Die Rolle der Kinderkrankenpflege in der Schmerztherapie" von Jung und Würdisch (2000) stellt die wichtige Rolle der

Kinderkrankenschwester heraus. Durch den kontinuierlichsten Kontakt zum Patienten ist es ihr möglich, intime Einblicke in Bedürfnisse, Befinden und Ängste zu erhalten. Jung und Würdisch sehen Handhalten, Streicheln, Umarmen als unbedingt sinnvoll an; die effektive emotionale Anteilnahme rangiert noch vor Ablenkungsstrategien. Die emotionale Nähe kann zum reduzierten Schmerzmittelbedarf führen.

5.2 AKTUELLE STUDIENLAGE

Die **NEXT-Studie (1)**, initiiert und durchgeführt von der Uni Wuppertal und ausgewertet von Hasselhorn und Müller (2005), untersucht die Fragestellung des vorzeitigen Berufsausstiegs von Pflegepersonal auf nationaler und internationaler Ebene. Ziel ist es, die Ergebnisse in Maßnahmen zur Verbesserung der Arbeitsbedingungen einfließen zu lassen, um so den Verbleib von Pflegepersonal zu fördern. Finanziert wird sie durch das 5. Forschungsrahmenprogramm der Europäischen Union (vgl. Hasselhorn & Müller, 2005). Eine erste Erhebung fand zwischen Herbst 2002 und Frühjahr 2003 statt. Dabei nahmen 39 890 Personen aus Krankenhäusern, Pflegeheimen und Pflegediensten aus 10 Ländern teil, 26007 stellten dabei das examinierte Pflegepersonal dar (dreijährige Fachausbildung). In der Studie werden drei relevante Expositionsbereiche abgedeckt:

- **Arbeitsinhalt** (quantitative Arbeitsanforderungen)
- **Soziales Arbeitsumfeld**
- **Arbeitsorganisation** (berufliche Weiterbildung, Entscheidungsspielraum, Arbeitszeit)

Es wurden folgende Parameter untersucht:

- Gesundheit: Burnout/ Erschöpfung
- Leistungsfähigkeit: Arbeitsfähigkeit
- Berufliche Mobilität: Absicht, den Pflegeberuf zu verlassen

Die Daten zum Arbeitsinhalt werden mit dem von Kristensen et al. entwickelten Fragebogen *Copenhagen Psychosocial Questionnaire, COPSOQ*, erhoben. Die soziale Unterstützung im Arbeitsumfeld wurde mit einer von van der Heijden entwickelten Skala erfasst und die Arbeitsfähigkeit mit dem *Work Ability Index, WAI*, getestet.
Im Ergebnis der ersten Auswertung finden sich zum **Arbeitsinhalt** eine hohe Korrelation zwischen *quantitativen Anforderungen* und *Burnout* (r = 0,33), *Arbeitszufriedenheit* (r = -0,29) und dem *Wunsch nach Berufsausstieg* (r = 0,18).
Beim **sozialen Arbeitsumfeld** korrelieren *soziale Unterstützung durch Kollegen* hoch mit der *sozialen Unterstützung durch den Vorgesetzten* (r= 0,37).

Bei der **Arbeitsorganisation** korrelieren *Entscheidungsspielraum* und *Führung* (r= 0,25). Ergebnisse der Auswirkung auf Burnout: In Deutschland gibt es Hinweise für einen relativ ausgeprägten vorzeitigen Berufsausstieg.
Zu den individuellen Faktoren der Arbeitsfähigkeit zählen geistige, körperliche und soziale Voraussetzungen sowie die fachliche Kompetenz = *human ressources*. Deutschland hat im Vergleich eine niedrige Arbeitsfähigkeit (vgl. Hasselhorn & Müller, 2005).

Forschungsstudie zur Verweildauer in Pflegeberufen in Rheinland-Pfalz (ViPb) (2) von Behrens, Horbach, und Müller (2008)
Behrens et. al verfolgen mit ihrer Forschungsstudie ein anderes Ziel als das der NEXT-Studie. Sie legen dar, was die Mitarbeiter aus Gesundheitsberufen in ihrem Beruf hält, ganz im Sinne der Salutogenese. Es kann nachgewiesen werden, dass eine große Anzahl der Pflegekräfte über viele Jahre in ihrem Beruf bleibt und auch zufrieden mit ihrer Arbeit ist. Für eine differenzierte Ergebnisauswertung der Berufsgruppen GKKP sowie der Gesundheits- und Krankenschwester (GKP) wäre eine genaue Trennung für die Autorin erforderlich gewesen; in der Studie werden diese Berufsgruppen zusammen genommen. Dies stellt aber keinerlei Kritik an der Studie dar.

Studie (3): The quality of paediatric nursing care - children´s perspective Pelander, Tiina (2008)
Pelander beschäftigt sich im Rahmen ihrer Dissertation mit der Fortführung einer Drei-Phasen-Studie, die die Perspektive von hospitalisierten Schulkindern zwischen 7 und 11 Jahren in Finnland untersucht. Ziel ist, die Qualität der Arbeit einer Kinderkrankenschwester messbar einzuschätzen. Auf Basis von Ergebnissen der ersten Phase sowie der von Leino-Kilpi entwickelten „Good Nursing Care" Skala entstand das Instrument „Child Care Quality at Hospital" (CCQH), ein Fragebogen für Kinder im Krankenhaus: „Welche Qualitäten muss/soll eine GKKP haben?" Dieser wird in der zweiten Phase getestet und auf Validität geprüft. In der dritten Phase kommt der CCQH in 5 Universitätskinderkliniken in Finnland bei 388 Kindern zum Einsatz. Im Ergebnis wünschen sich Schulkinder im Krankenhaus eine humorvolle und zuverlässige Krankenschwester, die mit ihnen auch spielt. Nur etwa 3% der GKKP spielten tatsächlich mit den Kindern. Dabei unterstreicht Pelander die Wichtigkeit der Integration von Spiel in den Tagesablauf durch die GKKP (vgl. S.82).

Studie (4): Krankenhausaufenthalt aus Patienten- und Angehörigensicht. Strukturierte, prospektive Befragung an einer Universitätskinderklinik. (Ewald et. al., 2005)

Ziel der Befragung war es, eine stations- und krankenhausspezifische Defizitanalyse durchzuführen, die den Handlungsbedarf zur Verbesserung der Versorgungsqualität aufzeigt „mit dem Ziel, von den jeweils Besten zu lernen." (Ewald et. al., 2005, S.553)

Von Februar bis Juli 2003 wurden 247 Patienten und deren Angehörige mit Hilfe des Kinder- bzw. Jugend-HFK (Hamburger Fragebogen zum Krankenhausaufenthalt) zu verschiedenen Aspekten des stationären Aufenthalts in der Universitätsklinik für Kinder und Jugendliche sowie der Klinik für Kinderchirurgie Leipzig befragt. Im Ergebnis liefert der Jugend-HFK aussagekräftige Ergebnisse bezüglich der genannten Ziele. Die Patientenzufriedenheit gilt als gut bis sehr gut (ca. 40%) und zeigt, dass noch Verbesserungsbedarf besteht. Es wird deutlich, dass sich die meisten positiven Bemerkungen auf die Betreuung durch das Pflegepersonal beziehen.

„Hier wird deutlich, welche Bedeutung den Gebieten mit einer „Mensch zu-Mensch-Interaktion" zukommt." (Ewald et. al., 2005, S.555)

> „Ich fand es schön, dass sich alle so gut um mich gekümmert haben." (Patient)
>
> „Manche Schwestern empfand ich als freundlich und kooperativ, andere aber als abweisend und gereizt, wenig bereit, auf Wunsche und Fragen einzugehen; man bekommt gelegentlich den Eindruck, Strukturen sind wichtiger als Patienten." (Angehörige)(Ewald et. al., 2005, S.556)

Bei der Untersuchung der Beziehung zwischen Zufriedenheit und Behandlungserfolg wird eine deutliche Korrelation von 0,53 bei einem hohen Signifikanzniveau von 0,1□ angegeben.

Badura (2008) wertet in seinem Buch Sozialkapital die **U_BIKE-Studie (5)** „Unternehmensführung mit biopsychosozialen Kennzahlen" aus.

Dieses Projekt zur Kennzahlenentwicklung im Betrieblichen Gesundheits-management wird vom BMBF, dem Land NRW und der EU gefördert. Es geht um die Frage, wie Sozialkapital und Produktivitätseffekte im betrieblichen Alltag gemessen werden können. An der Mitarbeiterbefragung nahmen 2.278 Personen aus fünf Wirtschaftsunternehmen teil; die Daten wurden in den Jahren 2006 und 2007 erhoben. Die Ergebnisse der Studie zeigen auf, dass die Gesundheit einer Population als zuverlässiger Indikator für den Zustand seiner sozialen Netzwerke, Organisationskultur und Arbeits- und Lebensbedingungen gilt (vgl. S.8).

So korreliert der Treiber *zeitliche Überforderung* mit der abhängigen Variable *work-life-balance* hoch (r=0,49) und auch der Treiber *gemeinsame Werte und Normen* mit *commitment* (r=0,59) (vgl. S.85).

SHAPE Studie (6): „Wodurch bleiben Führungskräfte gesund?"
(Kromm & Frank, 2009)
Die von Kromm initiierte, durchgeführte sowie von Kromm und Frank ausgewertete SHAPE Studie beschäftigt sich damit, wie Führungskräfte gleichzeitig gesund und erfolgreich sein können und welche Ressourcen dafür eingebracht werden. Sie wird an 500 Führungskräften aus dem gehobenem Management durchgeführt und gilt für den deutschsprachigen Raum als umfangreichste wissenschaftliche Studie für diesen Bereich (vgl. S.29). Im Ergebnis stellen sie fest, dass Führungskräfte deshalb den hohen Arbeitsbelastungen standhalten, weil sie diesen mit ihren eigenen Ressourcen aus „Kontrolle über die Arbeitstätigkeit", „Wertschätzung" oder „soziale Unterstützung" entgegnen können. Der Gestaltungsspielraum der Arbeit ist ein entscheidender Grund für ihre Zufriedenheit (vgl. S. 48). Kromm weist in der Studie nach, dass Herausforderung bei der Arbeit mit der Arbeitszufriedenheit korreliert (r= 0,4 - 0,6), ebenso das Einbringen von persönlichem Wissen (r= 0,6 - 0,8) (vgl. S.99).

Studie (7): Affect, psychological well-being and creativity: results of a field study (Wright & Walton, 2003)
Glaser, Herbig und Gunkel (2006) beschäftigen sich mit dem Zusammenhang zwischen Gesundheit und Kreativität im Arbeitsprozess und erstellen ein Kompendium mit empirischen Studien. Zu den ausgewählten gehört die von Wright & Walton (2003). Diese untersuchen in einer explorativen Querschnitt-studie die Kreativität am Arbeitsplatz an 48 Probanden (Westen der USA) und kommen zu dem Ergebnis, dass psychisches Wohlbefinden und Kreativität signifikant positiv korrelieren (vgl. Glaser et. al, 2006, S.84).

5.3 EIGENE UNTERSUCHUNG

Die Autorin interessierte wie beschrieben die Frage nach einem **Zusammenhang zwischen Arbeitszufriedenheit der GKKP und dem „Spielen" im pflegerischen Alltag**. Anhand der von ihr durchgeführten Literaturrecherche ließen sich dazu keine relevanten Aussagen finden und auch keine Ergebnisse aus Studien.

Deshalb war ihre Überlegung, eine eigene Datenerhebung vorzunehmen, um die Frage beantworten zu können. Die Daten dafür sollten in ausgewählten stationären Kindereinrichtungen mit Hilfe vorhandener Fragebögen erhoben werden. Es wurde festgestellt, dass es keinen Fragebogen gibt, mit dem sich beide Aspekte zusammen erfassen lassen.
Weiterhin stehen nicht alle Fragebögen zur Arbeitszufriedenheit frei zur Verfügung, sind geschützt oder kostenpflichtig, so z.B. der Minnesota Satisfaction Questionnaire, kurz MSQ. (vgl. Vocational Psychology Research). Die Autorin entwickelte deshalb einen eigenen speziellen Fragebogenteil, der die Spieltätigkeit der GKKP im pflegerischen Alltag erfassen soll.

5.3.1 DER FRAGEBOGEN

Der Fragebogen gilt im quantitativen Forschungsprozess als geeignetes Messinstrument zur Datengewinnung. Dabei werden den antwortenden Personen klar strukturierte Vorlagen, *Items*, zur Beurteilung gegeben. Ein Fragebogen erfasst die Einstellung oder ein Persönlichkeitsmerkmal einer Person (vgl. Mummenday, 2008, S.13). Die beiden wichtigsten Gütekriterien sind die Reliabilität (Zuverlässigkeit) sowie die Validität (Gültigkeit)(vgl. Mummenday, 2008, S.100). Ein Fragebogen stellt eine zeit- und kostengünstige Methode zur Datenerfassung dar. Der von der Autorin entwickelte Fragebogenteil enthält 10 Items, die Antworten werden durch geschlossene und halboffene Fragen ermittelt (im Anhang).

5.3.2 DIE UNTERSUCHUNG

Vorbereitung
Für die Datenerhebung wurden fünf stationäre Kinderkliniken bzw. stationäre Kinderhospize aus dem Bundesland Sachsen im Gebiet Leipzig eruiert, da die Autorin hier ihren Wohnsitz hat. Damit die Datenauswertung eine hohe Aussagekraft erhält, legt die Autorin eine Stichgröße von mindestens 10 Teilnehmern pro Einrichtung fest, von denen die Daten auch tatsächlich auswertbar sind. Dabei gelten folgende Ein- und Ausschlusskriterien:

TABELLE 2: EIN- UND AUSSCHLUSSKRITERIEN

Einschluss	Ausschluss
Personen mit abgeschlossener Ausbildung zur Gesundheits- und Kinderkranken-pflege oder Kinderkrankenpflege	alle nicht zur genannten Berufsgruppe gehörenden Personen wie Auszubildende, PflegehelferInnen, ArzthelferInnen,
Alter der zu betreuenden Patienten: 0-18 Jahre	Patienten > 18 Jahre
Anzahl der Berufsjahre egal	
Tätigkeit im stationären Bereich der Pädiatrie	Tätigkeit im ambulanten Bereich
Sächsische Kinderkliniken oder andere stationäre Kindereinrichtungen	Kliniken aus anderen Bundesländern

In Vorbereitung auf die Datensammlung per Fragebogen wurden Anfang Dezember 2010 die Pflegedienstleitungen der fünf ausgewählten Einrichtungen von der Autorin über die Universität Halle per email angeschrieben und um Genehmigung und Teilnahme gebeten. Die Datenerfassung wurde für Februar 2011 angekündigt. Das Schreiben enthielt noch keinen Fragebogen.

Da bis Ende Januar keine Rückinformationen von den Einrichtungen zur Teilnahme vorlagen, wurde am 1. Februar 2011 per Telefon und Email erneut Kontakt aufgenommen. Der Fragebogenteil „Spielen" wurde mitgeschickt.

Im Ergebnis lehnten 2 Einrichtungen die Teilnahme ohne Begründung ab, 1 mit ungenauer und 1 mit Begründung. Eine Einrichtung sagt zu.

Die Komponente Arbeitszufriedenheit stellte sich bei weiterer Überlegung als eventueller Grund zur Nichtteilnahme dar, deshalb entschloss sich die Autorin, auf diese zu verzichten, um zumindest Antworten zur Komponente „Spielen" zu erhalten.

Für die teilnehmende Einrichtung wurden die Fragebögen Anfang Februar per Post versendet; das Ausfüllen der Bögen fand im Zeitraum vom 15. – 27. Februar 2011 statt. Die Einrichtung beschäftigte zu diesem Zeitpunkt 13 GKKP.

Ein zuvor durchgeführter kognitiver Pretest mit drei GKKP aus Sachsen-Anhalt (sonst identische Einschlusskriterien) zeigt Verständlichkeit bei der Beantwortung der Fragen.

6. ERGEBNISSE

Um die in der Arbeit formulierte Forschungsfrage

Wie wird in der Wissenschaft das Thema Arbeitszufriedenheit der GKKP und ihr „Spielen" im pflegerischen Alltag diskutiert? abschließend beantworten zu können, werden nachfolgend die Ergebnisse der zuvor vorgenommenen Recherche zusammengefasst.

Ergebnisse durch die Literaturrecherche

Es wird festgestellt, dass der Arbeitsinhalt einen Einfluss auf die psychische Gesundheit, also das Wohlbefinden, hat. Arbeitsinhalt und Arbeitsbedingungen werden zunehmend als gleichrangig betrachtet. Ein angemessener Handlungs- und Entscheidungsspielraum wirkt sich positiv auf die Entwicklung einer Person aus. Das Spielen als Interaktion zwischen Kind und Pflegeperson kann als Prozess des persönlichen Wachstums gesehen werden, der die Arbeitszufriedenheit begünstigt. Entgegengebrachte Wertschätzung und Aufmerksamkeit im Umgang mit dem Patienten fördert die eigene Arbeitszufriedenheit. Zusammenfassend ergibt die Recherche der Allgemein- und Fachliteratur, dass keine spezifische Aussage über die Berufszufriedenheit der GKKP und ihrer spielerischen Tätigkeit im pflegerischen Alltag existiert. Es wird vielmehr ein allgemeiner Zusammenhang zwischen Arbeitsinhalt, Arbeitsbedingungen und Zufriedenheit im Beruf diskutiert. Lediglich Martinz (2006), als Erzieherin, und Haiat et. al. (2003) beschäftigen sich mit dem Themengebiet Spiel und Kinderkrankenpflege und verweisen auf die Wichtigkeit und den positiven Nutzen.

Ergebnisse anhand der Studien

Die Studienrecherche durch die Autorin ergab sieben Treffer, die zur Beantwortung der Forschungsfrage geeignet schienen. Studie (1) und (2) beschäftigen sich allgemein mit der Arbeitszufriedenheit der Berufspflegenden und den Gründen für das Verlassen aus oder Bleiben in diesem Beruf. Ein gutes soziales Arbeitsumfeld sowie ein Entscheidungsspielraum für die Berufspflegenden wirken dabei begünstigend auf deren psychische Gesundheit und den Verbleib im Beruf. Studie (3) und (4) stellen die Zufriedenstellung des hospitalisierten Kindes in den Fokus. Im Ergebnis kann die Zufriedenheit im Kindesalter gut erfasst werden, was einen wichtigen Beitrag zur Qualitätssicherung im Krankenhaus darstellt. Außerdem kann die Qualität der Arbeit einer GKKP messbar eingeschätzt werden, was ebenfalls eine Qualitätssicherung, auch im Hinblick auf die Rechte des Kindes, aufzeigt. Die verbleibenden Studien (5, 6 und 7) untersuchen allgemein den Zusammenhang von Arbeitstätigkeit, Arbeitsbedingungen und Kreativität auf das Wohlbefinden und die Gesundheit im Berufsleben. Dabei zeigen die Ergebnisse, dass eine Herausforderung bei der Arbeit mit der Arbeitszufriedenheit korreliert. Es kann auch nachgewiesen werden, dass psychisches Wohlbefinden und Kreativität am Arbeitsplatz korrelieren, ebenso können eigene Ressourcen

als Puffer eingesetzt werden, um Arbeitsbelastungen besser standzuhalten.
Die Autorin hat diese Studien deshalb ausgewählt, weil ein Übertragen der Erkenntnisse ihrer Meinung nach auch auf die Berufsgruppe der GKKP realistisch scheint. Im Ergebnis diskutiert keine der Studien speziell den Zusammenhang zwischen Arbeitszufriedenheit der GKKP und ihrem „Spielen" im pflegerischen Alltag.

Ergebnisse aus der Fragebogenerhebung

Von den 13 beschäftigten GKKP der teilnehmenden Einrichtung füllten 10 den Fragebogen aus; alle Fragebögen konnten in die Auswertung einbezogen werden. Da nur die eine Komponente des „Spielens" untersucht wurde, kann die Frage nach einem Zusammenhang mit der Arbeitszufriedenheit nicht beantwortet werden. Da insgesamt nur eine Einrichtung an der Datenerhebung mitgewirkt hat, ist eine allgemeingültige Aussage zu den Ergebnissen nicht möglich. Eine Verallgemeinerung würde die Ergebnisse verzerrt darstellen. Dennoch möchte die Autorin die Ergebnisse darlegen, die in ihrer Gesamtheit als richtungsweisend anzusehen sind.

1. Alle Teilnehmenden waren weiblich.
2. Die Anzahl der Berufsjahre betrug im Mittel 27,9 Jahre.

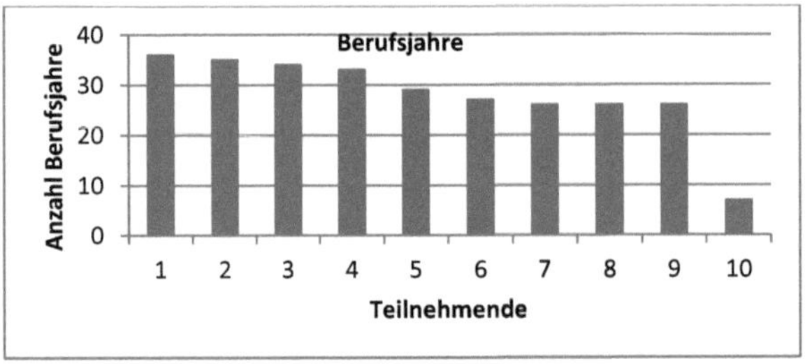

ABBILDUNG 1: BERUFSJAHRE

3. Neun von zehn der Teilnehmenden haben die Möglichkeit des „Spielens" im Dienst genutzt (vgl. Abb. 2).
4. Wenn sie spielten, fanden sie es sowohl für sich als auch für das Kind angenehm.

5. Kein Teilnehmer hat bei der Beantwortung der Frage „Welche Form des Spiels haben Sie genutzt?" die Button „Symbol- oder Rollenspiel" und „Sonstiges" angekreuzt.

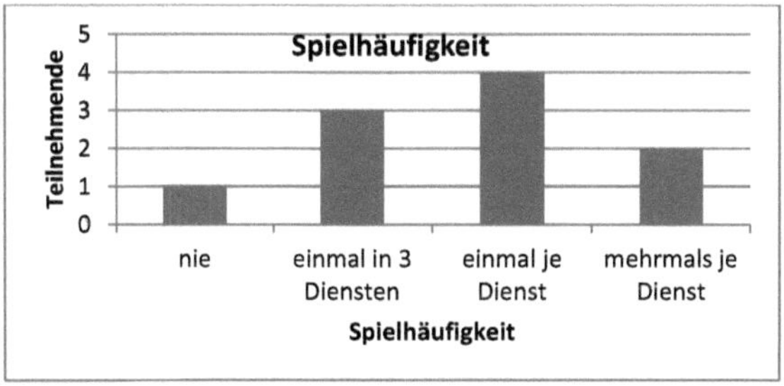

ABBILDUNG 2: SPIELHÄUFIGKEIT

6. Die Zuordnung des „Spielens" aus Sicht der GKKP auf der Bedürfnispyramide

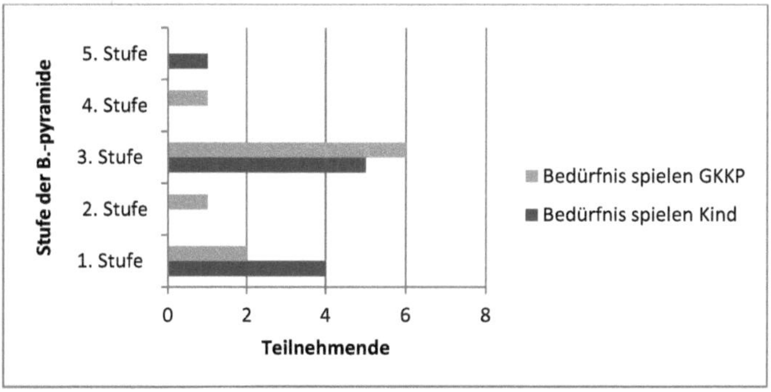

ABBILDUNG 3: ZUORDNUNG SPIEL AUF BEDÜRFNISPYRAMIDE

Für 4 Teilnehmende stand „Spielen" beim Kind auf der niedrigsten Stufe der Bedürfnispyramide. 5 Teilnehmende ordneten das kindliche Spielbedürfnis der 3. Stufe zu und 1 Teilnehmende der 5. Stufe.

2 Teilnehmende sahen für sich „Spielen" auf der 1. Stufe, 1 auf der 2. Stufe, 6 auf der 3. Stufe und 1 auf der 4. Stufe.

7. Alle Befragten spielten auch in ihrer Freizeit. Dabei gibt es einen gewissen Zusammenhang zwischen der Spielhäufigkeit auf Arbeit und der in der Freizeit.

8. Darstellung der Werte für Spielhäufigkeit und Stellenwert des „Spielens“.

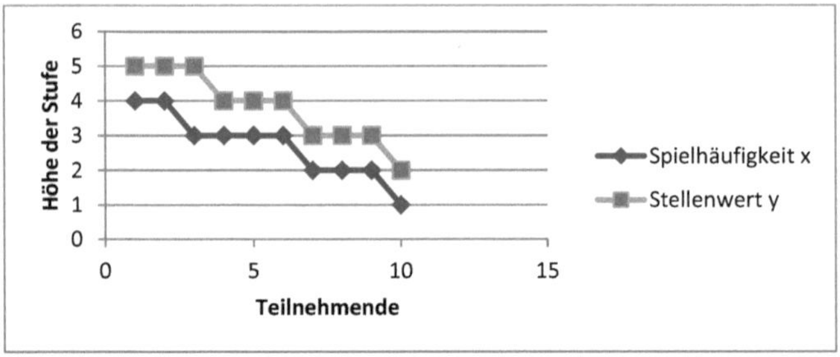

ABBILDUNG 4: SPIELHÄUFIGKEIT UND STELLENWERT "SPIELEN" AUF STATION

Stellenwert „Spielen“ auf Station: 5 steht für höchsten, 1 für den niedrigsten Stellenwert
Spielhäufigkeit: Stufe 4 = mehrmals im Dienst, 3= einmal im Dienst, 2= einmal in 3 Diensten, 1 = nie

Auswertung der Ergebnisse

In der Auswertung der Fragebögen konnte ein Zusammenhang zwischen Spielhäufigkeit und dem Stellenwert des „Spielens“ auf Station festgestellt werden. Je mehr Wert dem „Spielen“ auf Station beigemessen wurde (aus Sicht der GKKP), desto höher war ihre Spielhäufigkeit. Obwohl in der Theorie das Spielen beim Kind der 1. Stufe der Bedürfnispyramide zugeordnet wird, deckt sich dies nicht mit den Ergebnissen; hier sehen dies nur 4 von 10 Teilnehmenden so. Viel mehr stellen die Teilnehmenden das Bedürfnis nach Spielen beim Kind auf die Stufe, wo sie ihr eigenes Spielbedürfnis einschätzen.
Außerdem fiel auf, dass die Anzahl der Berufsjahre bei den Teilnehmenden auffallend hoch war. Dieses Ergebnis unterstützt die Ergebnisse der Verweilstudie von Behrens et. al. (2008).
Da kein Teilnehmender die Button „Symbolspiel“ oder „Sonstiges“ angekreuzt hat, entsteht hier die Frage nach dem Warum. Es lässt bei der Autorin die Vermutung aufkommen, dass die GKKP wenig freies Spiel eingesetzt hat. Gerade hierbei ist jedoch die Möglichkeit gegeben, eigene Kreativität einzubringen.

Die Forschungsfrage lässt sich dahingehend beantworten, dass anhand der aufgezeigten Literaturrecherche, der aktuellen Studienlage sowie der eigenen Datenerhebung kein Zusammenhang zwischen der Arbeitszufriedenheit der GKKP und ihrem „Spielen“ im pflegerischen Alltag diskutiert und nachgewiesen wird.

Die aufgestellte Hypothese

Spielen im pflegerischen Alltag stellt eine personale Ressource dar, die zur Erhöhung der Pflegequalität unter ganzheitlichem Aspekt beitragen kann und Einfluss auf die Arbeitszufriedenheit nimmt.

kann anhand der aufgezeigten Ergebnisse nicht vollständig verifiziert werden. Die Studie von Pelander unterstreicht zwar die Wichtigkeit des Spielens in der Arbeit einer GKKP, weist aber keinen Einfluss auf deren Arbeitszufriedenheit nach.

7. FAZIT UND DISKUSSION

Die wissenschaftliche Beschäftigung mit diesem Thema stellt sich keineswegs als ein Kinderspiel dar. Als Fazit lässt sich anhand der erfolgten Analyse feststellen, dass es bei der Erfassung des Phänomens „Spielen im pflegerischen Alltag" lediglich Annäherungen und keine eindeutigen Erklärungen dafür gibt. Positiv zu bemerken ist, dass sich neuere Studien intensiv mit der Gesundheit am Arbeitsplatz beschäftigen und die personellen Ressourcen der Mitarbeiter als wichtigen Aspekt für das Wohlfühlen und das Gesundbleiben erkannt haben.

Die aufgezeigten Ergebnisse bestätigen, dass hier noch Forschungsbedarf hinsichtlich der Schnittstelle GKKP und Kind im Spielprozess besteht, um z.B. die Frage nach einem Zusammenhang von Arbeitszufriedenheit und „Spielen" besser beantworten zu können. Eine umfangreichere Datensammlung per Fragebogen, die beide Komponenten erfasst, kann durchaus den Zusammenhang darstellen. Durch qualitative Forschungsmethoden wie dem narrativen Interview kann z.B. das Erleben des „Spielens" im Arbeitsprozess erkennbar gemacht werden. Zur eigenen Datenerhebung ist zu sagen, dass die Autorin von einer unproblematischen Teilnahme der Einrichtungen ausgegangen ist. Die Realität hat allerdings ein anderes Bild gezeigt.

Zum Lehrplaninhalt: Hier muss kritisch hinterfragt werden, ob es im Lernfeld „Sich beschäftigen, spielen und lernen" bundes- oder sogar deutschlandweit einen annähernd gleichen Inhalt gibt. Das wäre wichtig, um eine gleich hohe Qualität in der Ausbildung sicher zu stellen. Interessant ist auch herauszufinden, ob es einen Unterschied in der Qualität des Spielens gibt, wenn die GKKP aus direkter intrinsischer Motivation heraus mit dem Kind spielt oder ob sie durch die Arbeitsbedingungen dazu ermutigt wird.

Zusammenfassend lässt sich aus den Ergebnissen ableiten, dass sich ein größerer Handlungs- und Entscheidungsspielraum im Tätigkeitsbereich positiv für die GKKP auswirken wird. Sie kann besonders gut dann Vertrauen zu den kleinen Patienten herstellen, wenn sie sich wertschätzend, authentisch und emotional zuwendend ihnen gegenüber verhält. Für das Kind ist die GKKP verlässlich und vermittelt Sicherheit, wenn diese es angemessen informiert und aufklärt. Und die Kinder wünschen sich auch, dass die GKKP mit ihnen spielt und Zeit für sie hat. Durch die aufmerksame und sensible Wahrnehmung vonseiten der GKKP lässt sich ein wirklicher Spielbedarf des Kindes gut einschätzen. Im Ergebnis können sowohl Kind als auch GKKP durch die Interaktion profitieren und erhalten die Möglichkeit, sich persönlich weiter zu entwickeln, u. a. ihre soziale Kompetenz zu erhöhen. Dieser achtsame gegenseitige Umgang kann sowohl zu höherer Patienten- als auch höherer Arbeitszufriedenheit führen.

Damit kann gesagt werden, dass das Phänomen „Spielen" eine nicht zu unterschätzende personelle Ressource der Berufsgruppe Gesundheits- und Kinderkrankenpflege darstellt. Deshalb ist hier eine stärkere Beachtung im Pflegealltag gerechtfertigt und darf gefordert werden.

8.1 LITERATURVERZEICHNIS

Antonovsky, A. (1997). *Salutogenese. Zur Entmystifizierung der Gesundheit.* Deutsche erweiterte Herausgabe von Alexa Franke. Originaltitel: Unreveling the Mystery of Health - How People Manage Stress and Stay Well (1987). Tübingen: dgvt-Verlag.

Ariès, P. (1978). Geschichte der Kindheit. In: Bründel, H. & Hurrelmann, K. (1996). *Einführung in die Kindheitsforschung.* Weinheim/ Basel: Beltz-Verlag.

AWMF-Leitlinien-Register Nr. 025/002k Entwicklungsstufe: 3
©: Gesellschaft für Pädiatrische Onkologie und Hämatologie, autorisiert für elektronische Publikation: AWMF online HTML-Code optimiert: 09.10.2009; http://www.awmf.org/leitlinien/detail/ll/025-002.html [Stand: 01.12.2010]

Badura, B., Walter, U. & Hehlmann, T. (Hrsg.)(2010). *Betriebliche Gesundheitspolitik. Der Weg zur gesunden Organisation.* 2. überarbeitete Auflage. Berlin: Springer.

Badura, B. et al. (Hrsg.)(2010). Fehlzeiten-Report 2009. Arbeit und Psyche: Belastungen reduzieren - Wohlbefinden fördern. Berlin, Heidelberg: Springer.

Badura, B., Greiner, W., Rixgens, P., Ueberle, M. & Behr, M. (2008). *Sozialkapital.* Grundlagen von Gesundheit und Unternehmenserfolg. Berlin: Springer.

Behrens, J., Horbach, A. & Müller, R. (2008). Forschungsstudie zur Verweildauer in Pflegeberufen in Rheinland-Pfalz (ViPb). Martin-Luther-Universität Halle-Wittenberg, Medizinische Fakultät, Institut für Gesundheits- und Pflegewissenschaft. ISSN 160-7268

Bertelsmann Stiftung & Hans-Böckler-Stiftung (Hrsg.)(2004). *Zukunftsfähige betriebliche Gesundheitspolitik.* Gütersloh: Bertelsmann.

Beske, F., Drabinski, T. & Zöllner, H. (2004). *Das Gesundheitswesen in Deutschland im internationalen Vergleich.* Kiel: Schmidt & Klaunig.

Bründel, H. & Hurrelmann, K. (1996). *Einführung in die Kindheitsforschung.* Weinheim/ Basel: Beltz-Verlag.

Bundesministerium für Justiz.(2003). *Krankenpflegegesetz 2004.* http://www.gesetze-im-internet.de/bundesrecht/krpflg_2004/gesamt.pdf [Stand: 21.11.2010]

Chateau, P. (1946). Askese, Selbstdisziplin und Ordnungsliebe. In: Scheuerl, H. (Hrsg.)(1997). *Das Spiel.* Theorien des Spiels. Band 2. 12. neu ausgestattete Auflage. Weinheim und Basel: Beltz.

Dreißig, V. (2008). Zur Rolle der Ungleichheits- und Machtverhältnissen in der Interaktion zwischen Pflegenden/Ärzten und verschiedenen Patientengruppen im Krankenhaus. In: Bauer, Ulrich & Büscher, Andreas (Hrsg.). *Soziale Ungleichheit und Pflege.* Beiträge sozialwissenschaftlich orientierter Pflegeforschung. (S.363-374). Wiesbaden: Verlag für Sozialwissenschaften.

Etchart, J., Seabrook, J. & Dros, I.(2005). *Spielzeug*. Aus dem Englischen übersetzt von Dr. Sabine Bayerl. Heidelberg: Wachterverlag, Edition Braus.

Ewald, K., Nickel, P., Hiermann, P., Tröbs, R.-B., Brähler, E., Kiess, W. & Würz, J. *Krankenhausaufenthalt aus Patienten- und Angehörigensicht.* Strukturierte, prospektive Befragung an einer Universitätskinderklinik. Monatsschrift Kinderheilkunde 2006 · 154, S. 552–557 © Springer Medizin Verlag 2005
DOI 10.1007/s00112-004-1060-7 online publiziert: 28. Januar 2005

Falkenberg, I. (2009). Entwicklung von Lachen und Humor in den verschiedenen Lebensphasen. In: *Zeitschrift für Gerontologie und Geriatrie* 1 · 2010, S. 25-30
DOI 10.1007/s00391-009-0085-x online publiziert: 25. Dezember 2009
© Springer-Verlag 2009

Fitzgerald, A. (2010). Diversity und das Sozialkapital der Krankenhäuser. In: *Fehlzeiten-Report 2009*. Badura, Schröder, Klose & Macco. Berlin, Heidelberg: Springer.

Flieder, M. (2002). *Was hält Krankenschwestern im Beruf?* Frankfurt/Main: Mabuse.

Fuhrer, U. (2005). *Lehrbuch Erziehungspsychologie.* Bern, Göttingen, Toronto: Hans Huber.

Glaser, J., Herbig, B. & Gunkel, J. (2006). *Kreativität und Gesundheit im Arbeitsprozess – Bedingungen für eine kreativitätsförderliche Arbeitsgestaltung im Wirtschaftsleben.* Gekürzte Version des Zwischenberichtes zum Forschungsvorhaben F 1961 an die Bundesanstalt für Arbeitsschutz und Arbeitsmedizin. München: Lehrstuhl für Psychologie – TU München.

Haiat H., Bar-Mor, G. & Shochat, M. (2003). The World of the Child: A World of Play Even in the Hospital. *Journal of Pediatric Nursing* 18(3), 209-214.

Hasselhorn, H.-M. & Müller, B. (2005). Arbeitsbelastung und –beanspruchung bei Pflegepersonal in Europa – Ergebnisse der NEXT-Studie. In: Badura et. al.(Hrsg.). *Fehlzeiten-Report 2004.* Gesundheitsmanagement in Krankenhäusern und Pflegeeinrichtungen. Berlin, Heidelberg: Springer.
http://www.next.uni-wuppertal.de/index.php?next-studie [Stand: 12.08.2010])

Hasselhorn, H.-M. et. al. (2003). Vorzeitiger Berufsausstieg aus der Pflege in Deutschland als zunehmendes Problem für den Gesundheitsdienst. Eine Übersichtsarbeit. In: *Gesundheitswesen* 2003/ 65, S. 40-46.

Hoehl, M. und Kullick, P. (2008). *Gesundheits- und Kinderkrankenpflege.*
3. überarbeitete Auflage. Stuttgart, New York: Thieme Verlag.

Huizinga, J. (1938). Das Spielelement der Kultur. In: Scheuerl, H. (Hrsg.)(1997). *Das Spiel.* Theorien des Spiels. Band 2. 12. neu ausgestattete Aufl. Weinheim und Basel: Beltz.

Hüthner, G. & Fischer, J.-E. (2010). Biologische Grundlagen des psychischen Wohlbefindens. In: Badura et. al.(2010). *Fehlzeiten-Report 2009.* Berlin, Heidelberg: Springer.

Juchli, L. (1993). *Ganzheitliche Pflege: Vision oder Wirklichkeit.* 3. Aufl. Basel, Eberswalde: RECOM.

Jung,B. &· Würdisch, S.(2000). Die Rolle der Kinderkrankenpflege in der Schmerztherapie. In: *Schmerz.* 2000 · 14, S. 314–318 Springer-Verlag.

Kant, I. (1781). *Kritik der reinen Vernunft.* Band 1. Nach der ersten und zweiten Originalausgabe herausgegeben von Schmidt, Raymund (1993). Hamburg: Felix Meiner Verlag.

Kluge, K.-J. (2009). *Begabungs-Therapie.* Hamburg-Wien-London-Münster: LIT.

Kohl, E.-M. (2006). *Spielzeug Sprache.* Ein Werkstattbuch. 2. erweiterte Auflage. Weinheim: Beltz.

Krause, C. & Lorenz, R.-F. (2009). *Was Kindern Halt gibt.* Salutogenese in der Erziehung. Göttingen: Vandenhoeck & Ruprecht GmbH &Co. KG.

Kromm, W. & Frank, G. (Hrsg.)(2009). *Unternehmensressource Gesundheit.* Düsseldorf: Symposion Publishing GmbH.

Krüss, J. (1992). *Naivität und Kunstverstand.* Weinheim und Basel: Beltz.

Lazarus, R. S. Stress, Bewältigung und Emotionen: Die Entwicklung eines Modells. In: Virginia Hill Rice (Hrsg.)(2005). *Stress und Coping. Lehrbuch für Pflegepraxis und -wissenschaft.* Aus dem Amerikanischen von Astrid Hildenbrand. Bern, Göttingen: Hans Huber.

Mamerow, R. (2002). *Selbstpflege.* Die Kunst, im Beruf gesund und zufrieden zu sein. München: Urban & Fischer.

Martinz, C. (2006). Ohne Weinen kein Lachen. Mauerbach, Wien: echomedia.

Maywald, L. (2010). Die Bedeutung des Spiels für die seelische Gesundheit. In: Andresen, S., Brumlik, M. & Koch, C. (Hrsg.). *Das ElternBuch.* Weinheim: Beltz.

Merker-Melcher, Ines (2010): *EinBlick in die kindliche Entwicklung.* Grundlagen der psychometrischen Entwicklungsdiagnostik. Bremen: Niebank-Rusch-Fachverlag. (Diss.)

Miller, B. (2010). Die besten Ideenmanagement-Methoden erfolgreicher Unternehmen. http://www.business-netz.com/artikel/Management/Betrieb/Ideenmanagement-erfolgreicher-Unternehmen [Stand: 30.04.2011]

Mummenday, H.-D. (2008). *Die Fragebogen-Methode.* 5. überarbeitete und erweiterte Aufl. Göttingen: Hogrefe.

Neffe, J. (2006). *Einstein.* Eine Biographie. Reinbek bei Hamburg: Rowohlt Taschenbuch Verlag.

Nerdinger, F. W., Blickle, G. & Schaper, N. (2008). *Arbeits- und Organisations-psychologie.* Heidelberg: Springer.

Oppolzer, A. (2010). Psychische Belastungsrisiken aus Sicht der Arbeits-wissenschaft und Ansätze für die Prävention. In: Badura et. al. *Fehlzeiten-Report 2009. Arbeit und Psyche: Belastungen reduzieren – Wohlbefinden fördern.* Berlin, Heidelberg: Springer.

O'Toole, J. & Lawler, E. (2006). The New American Workplace. In: Badura et. al. (2008). *Sozialkapital.* Grundlagen von Gesundheit und Unternehmenserfolg. Berlin: Springer.

Pelander, T. (2008). *THE QUALITY OF PAEDIATRIC NURSING CARE - CHILDREN'S PERSPECTIVE.* Department of Nursing Science, Faculty of Medicine, University of Turku, Finland Annales Universitatis Turkuensis D 829, Painosalama Oy, Turku, Finland(Diss.).

Polzin, M. (1979). *Kinderspieltheorien.* Theorien des kindlichen Spiels und ihre Bedeutung für die Spiel- und Bewegungserziehung in Kindergarten und Anfangsunterricht. München: Minerva-Publikation.

Putnam, R. (2000). Bowling Alone. In: Badura, B. et. al. (2008). *Sozialkapital.* Berlin, Heidelberg: Springer.

Rais, B. (2000). DAK-BGW Gesundheitsreport 2000 Krankenpflege (Kurzfassung) http://www.verbrauchernews.de/artikel/0000006829.html [Stand: 25.02.2011]

Sächsisches Staatsministerium für Kultus (Hrsg.)(2004).Dresden http://www.lernfeldtage.de/lernfeldtage/materialien/erprobungslehrplan.pdf [Stand: 20.11.2010]

Schäfer, G. (1992). In: Rahmen, Heike und Lennartz-Pasch, R. (1992). *Fantasto.* Ästhetisches Spiel- und Anregungsmaterial für Behinderte. Schwelm: Skript-Verlag.

Scheuerl, H. (Hrsg.) (1997). *Das Spiel.* Theorien des Spiels. Band 2. 12. neu ausgestattete Aufl. Weinheim und Basel: Beltz.

spiel gut Arbeitsausschuss Kinderspiel + Spielzeug e.V. (Hrsg.)(1999). *Vom Spielzeug und vom Spielen.* Ratgeber für gutes Spielzeug. 17. überarbeitete und erweiterte Auflage. Ulm: Süddeutsche Verlagsgesellschaft.

Tewes, R. (2011). *Führungskompetenz ist lernbar. Praxiswissen für Führungskräfte in Gesundheitsfachberufen.* 2. aktualisierte Auflage. Berlin, Heidelberg, New York: Springer.

Vocational Psychology Research
http://www.psych.umn.edu/psylabs/vpr/default.htm [Stand: 01.04.2011]

Wagner, Eva-Maria(2008). Sich beschäftigen, spielen und lernen. In: Hoehl, Mechthild & Kullick, Petra(Hrsg.). *Gesundheits- und Kinderkrankenpflege.* 3. überarbeitete Auflage. Stuttgart, New York: Thieme Verlag.

Werner-Hervieu, Gudrun. (1983). *Kindliches Spiel in der bürgerlichen Gesellschaft.* Giesen: Focus-Verlag.

Wright & Walton (2003). Affect, psychological well-being and creativity: results of a field study. In: Glaser, J., Herbig, B. & Gunkel, J. (2006). *Kreativität und Gesundheit im Arbeitsprozess - Bedingungen für eine kreativitätsförderliche Arbeitsgestaltung im Wirtschaftsleben.* Gekürzte Version des Zwischenberichtes zum Forschungsvorhaben F 1961 an die Bundesanstalt für Arbeitsschutz und Arbeitsmedizin. München: Lehrstuhl für Psychologie - TU München.

8.2 ABBILDUNGSVERZEICHNIS

A 251	A = Kants´ Werk von 1781 in der Erstauflage, 251 = Seite
BeKD	Berufsverband Kinderkrankenpflege Deutschland
d.h.	das heißt
Diss.	Dissertation
DRG	Diagnosis Related Groups
EACH- Charta	European Association for Children in Hospital
et. al.	et alii
e.V.	eingetragener Verein
GKKP	Gesundheits- und Kinderkrankenpflegerin
KrPflG	Krankenpflegegesetz
NEXT	nurses´early exit study
SHAPE –Studie	Studie an beruflich hoch ambitionierten Persönlichkeiten
u.a.	unter anderem
U_BIKE Studie	Unternehmensführung mit biopsychosozialen Kennzahlen
vgl.	vergleiche
WHO	World Health Organisation

9.1 FRAGEBOGEN

Fragenbogen zum Thema „Spielen“ im pflegerischen stationären Alltag

Der Fragebogen untersucht „Spielen“ als Teil des Arbeitsbereiches der Gesundheits- und Kinderkrankenpflege im beruflichen Alltag. Ein Hinweis: Füllen Sie den Fragebogen bitte vollständig aus und schreiben Sie dabei keinen Namen dazu, damit die Anonymität gewährleistet bleibt. Lassen Sie sich beim Ausfüllen von Ihrer Spontanität leiten. Bitte beantworten Sie die Fragen durch Ankreuzen der Kästchen, bei mehreren Auswahlmöglichkeiten wählen Sie die, die am ehesten auf Sie zutrifft. Das Ausfüllen wird etwa 6-8 min in Anspruch nehmen.

1. In welchem Jahr haben Sie Ihre Ausbildung abgeschlossen? ☐

2. Sind Sie männlich ☐ oder weiblich ☐ ?

3. Wie oft hatten Sie in Ihren drei letzten Diensten die Möglichkeit, mit den Ihnen zur Pflege anvertrauten Kindern zu spielen?

gar keine Möglichkeit	1x in 3 Diensten	1x täglich im Dienst	mehrmals täglich im Dienst
a) ☐	b) ☐	c) ☐	d) ☐

Weiter zu Frage 4, wenn Antwort a) angekreuzt, sonst weiter mit Frage 5.

4. Was war ein Hinderungsgrund für das „Spielen“?

keine Lust bei mir	keine Lust beim Kind	keine Spielidee	war nicht notwendig	keine Zeit	anderer Grund: ________
☐	☐	☐	☐	☐	☐

→ weiter mit Frage 6

Weiter zu Frage 5, wenn Antworten b), c) oder d) angekreuzt:

5. Welche Form des Spiels haben Sie genutzt? (Mehrfachnennung möglich)

Bewegungsspiel z.B. Fingerspiel, Brettspiel singen,	Funktionsspiel z.B. malen, basteln	Symbol- bzw. Rollenspiel z.B. mit Fingerpüppchen	Regelspiel z.B. Kartenspiel,
☐	☐	☐	☐

sprachgestütztes Spiel z.B. Geschichten erzählen, „Ich sehe was, was du nicht siehst“	Bild gestütztes Spiel z.B. vorlesen, Bücher anschauen	anderes: ________
☐	☐	☐

6. Wenn Sie mit dem Kind „spielen“ können, empfinden Sie dies:

für das Kind angenehm ○ ○ ○ ○ ○ für das Kind unangenehm

für mich angenehm ○ ○ ○ ○ ○ für mich unangenehm

7. Auf welcher Stufe der Bedürfnispyramide sehen Sie <u>für sich persönlich</u> das „Spielen“?

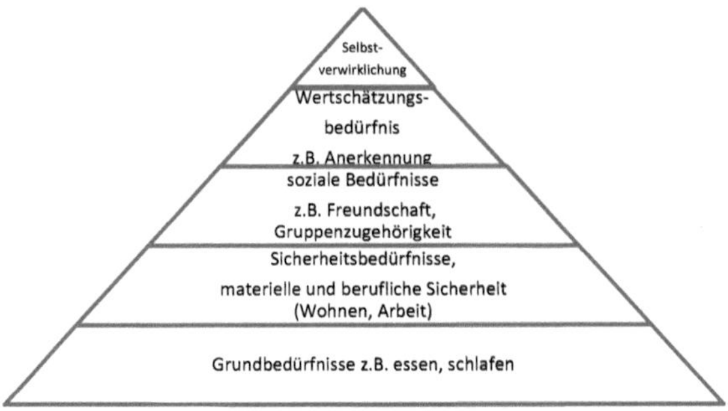

☐
☐
☐
☐
☐

8. Welchen Stellenwert hat das „Spielen“ auf Ihrer Station?

hoher Stellenwert ○ ○ ○ ○ ○ niedriger Stellenwert

9. Auf welcher Stufe der Bedürfnispyramide sehen Sie das „Spielen“ für die von Ihnen betreuten Kinder?

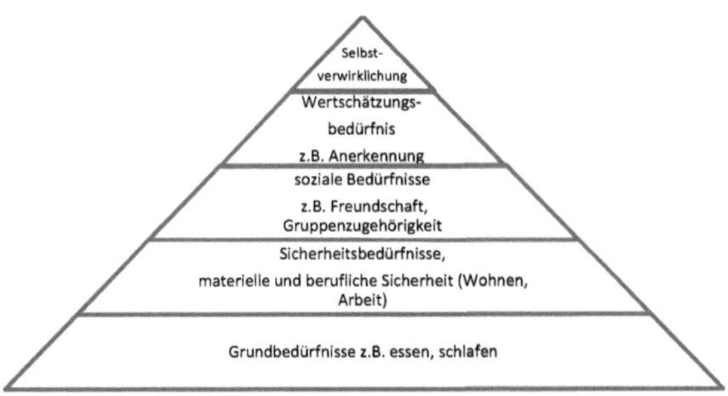

☐
☐
☐
☐
☐

10. Wie ist das Spielverhalten in Ihrer Freizeit?

ich spiele regelmäßig ○ ○ ○ ○ ○ ich spiele nie

Herzlichen Dank für Ihre Mitarbeit!

Die Auswertung der Daten erfolgt streng anonym; es ist kein Rückschluss auf einzelne Personen möglich. Eine Weitergabe an Dritte ist ausgeschlossen. (Quelle: Wahlers, 2011)

Natürlich haben mehrere Menschen dazu beigetragen, dass diese Arbeit so ist, wie sie jetzt vorliegt. Und deswegen möchten ich genau diesen danken, weil sie mir wertvolle „Hilfe“ geboten haben. Das gilt in erster Linie für meine Eltern, die mir immer genug Zeit zum Spielen und zur eigenen Erkenntnisgewinnung ließen. Herzlichen Dank auch an meine Freundin Ulrike, die als „Fachlaiin“ darauf geachtet hat, dass ich mich dem Leser/ der Leserin verständlich ausdrücke und an meine Kommilitoninnen Ines, Kristine und Irene, denen mein Philosophieren nie zu viel wurde. Zu guter Letzt ein besonderes Dankeschön an meine Betreuerin Frau Dr. Luderer. Sie hat mich nicht nur achtsam und fachlich sehr kompetent betreut, sondern blieb bis zuletzt neugierig auf das Lesen meiner vollständigen Arbeit.

Astrid Wahlers